ATENCIÓN FARMACÉUTICA.
UN ENFOQUE INTEGRAL PARA LA FARMACIA

Antonio Álvarez-Cienfuegos De Aguirre

Atención Farmacéutica.
Un enfoque integral para la farmacia

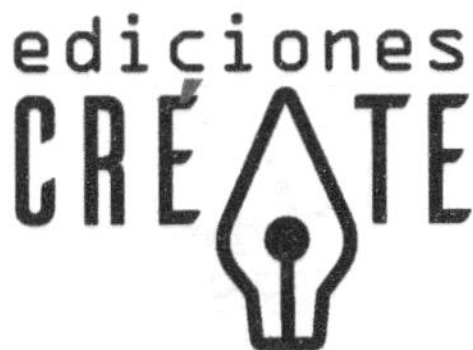

Primera edición: julio 2024

EDITA:
Editamás, editorial y contenidos digitales

DEPÓSITO LEGAL:
BA-000349-2024

ISBN:
978-84-128929-4-9

MAQUETACIÓN, IMPRESIÓN Y PEDIDOS:
www.editamas.com
924 180791
Impreso con tintas ecológicas
Impreso en papel con certificado FSC

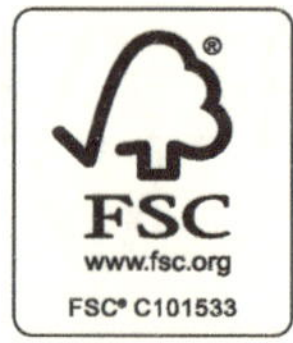

The mark of
responsible forestry

Dedicado a mi buen amigo y compañero Fernando,
que sin su estímulo, este libro no sería una realidad.
Muchas gracias.

PRÓLOGO

En los más de 20 años como farmacéutico en un centro de salud, integrado en el equipo de atención primaria, trabajando codo con codo con mis compañeros, donde los problemas de salud se abordan desde los diferentes prismas que ofrece un equipo multidisciplinar, la atención farmacéutica ha evolucionado de forma exponencial, hasta el punto de convertirse en una referencia en el abordaje de la medicación de los pacientes. Un farmacéutico es un eslabón más de la cadena sanitaria, y ahora, más que nunca, se convierte en el adalid de la seguridad y la eficiencia. Sí, así es, la atención farmacéutica detecta errores como, por ejemplo, en la conciliación entre niveles asistenciales, como es la derivación del paciente hospitalario al centro de salud, donde se encuentra un gran porcentaje de errores de medicación, pero también aporta un ahorro económico, ya que unido a la mejora de la prescripción farmacológica, por ejemplo, eliminando duplicidades, se mejora la calidad de vida de los pacientes, que repercutirá en una posible menor demanda asistencial.

Es hoy la atención farmacéutica un pilar fundamental del farmacéutico que aún tiene un potencial muy importante por desarrollar, y es el acceso del farmacéutico de oficina de farmacia al historial clínico y a las analíticas del paciente. Es quizás este el gran reto, el poder atender al paciente de forma integral, conociendo su historial, con datos analíticos objetivos, con el objetivo de detectar desviaciones al objetivo último que no es otra cosa que mejorar la salud del paciente.

INTRODUCCIÓN

HISTORIA Y EVOLUCIÓN DE LA ATENCIÓN FARMACÉUTICA.

La historia de la farmacia y la atención farmacéutica se remonta a miles de años, comenzando con las primeras civilizaciones que usaban plantas y minerales para tratar enfermedades. A lo largo de los siglos, la práctica de la farmacia ha evolucionado significativamente, pasando de simples preparaciones de hierbas a una disciplina científica altamente especializada.

- Antigüedad y Edad Media: En las antiguas civilizaciones de Mesopotamia, Egipto, Grecia y Roma, ya se reconocía la importancia de los remedios medicinales. Los médicos y los primeros boticarios (farmacéuticos primitivos) preparaban y administraban tratamientos a base de plantas, minerales y otros compuestos naturales. En la Edad Media, los monasterios europeos conservaron y expandieron este conocimiento, elaborando y distribuyendo medicamentos.
- Renacimiento y Edad Moderna: Durante el Renacimiento, el redescubrimiento de los textos clásicos y los avances en la química sentaron las bases para la farmacia moderna. La creación de farmacopeas y la regulación de la práctica farmacéutica comenzaron a tomar forma en Europa.

EL SURGIMIENTO DE LA FARMACIA MODERNA

- Siglo XVIII y XIX: La Revolución Industrial trajo consigo avances significativos en la producción y distribución de medicamentos. En este periodo, la farmacia comenzó a separarse de la medicina, estableciéndose como una profesión independiente con la apertura de las primeras farmacias comunitarias y la formación de asociaciones profesionales.
- Principios del Siglo XX: La industria farmacéutica experimentó un crecimiento acelerado, con el desarrollo de nuevos medicamentos y la estandarización de prácticas. La creación de programas de educación formal para farmacéuticos y la implementación de regulaciones gubernamentales mejoraron la seguridad y eficacia de los tratamientos.

EVOLUCIÓN HACIA LA ATENCIÓN FARMACÉUTICA

- Década de 1960 y 1970: A medida que la medicina y la farmacia se especializaban, surgió la necesidad de un enfoque más centrado en el paciente. El término "atención farmacéutica" comenzó a ganar reconocimiento, enfatizando la responsabilidad del farmacéutico no solo en la dispensación de medicamentos, sino también en la optimización del tratamiento para mejorar los resultados en la salud del paciente.
- 1975: Informe de la OMS: La Organización Mundial de la Salud (OMS) publicó un informe que destacaba la importancia del papel del farmacéutico

en el sistema de salud, marcando un hito en la evolución de la atención farmacéutica.

- Década de 1990: Conceptualización Formal: Hepler y Strand introdujeron formalmente el concepto de "atención farmacéutica" en 1990, definiéndolo como "la provisión responsable de la farmacoterapia con el propósito de alcanzar resultados definidos que mejoren la calidad de vida del paciente". Este concepto puso de relieve la importancia de la colaboración interprofesional y la participación activa del farmacéutico en el manejo de la terapia farmacológica.

LA ATENCIÓN FARMACÉUTICA EN EL SIGLO XXI

- Expansión Global: En el siglo XXI, la atención farmacéutica se ha expandido a nivel global, con la adopción de este enfoque en países de todo el mundo. Las organizaciones profesionales y las instituciones educativas han promovido la implementación de servicios de atención farmacéutica como una práctica estándar.
- Integración de Tecnologías: La incorporación de tecnologías de la información y la comunicación ha transformado la práctica farmacéutica, facilitando la gestión de la información del paciente, la monitorización de tratamientos y la educación del paciente.
- Modelos de Atención Colaborativa: El modelo de atención centrada en el paciente ha llevado a una mayor colaboración entre farmacéuticos, médicos, enfermeras y otros profesionales de la salud. La atención farmacéutica ahora se considera una parte inte-

gral del equipo de salud, contribuyendo a la mejora de los resultados clínicos y la satisfacción del paciente.

DESAFÍOS Y FUTURO DE LA ATENCIÓN FARMACÉUTICA

- Educación y Capacitación Continua: La formación de los farmacéuticos debe adaptarse continuamente a los avances científicos y tecnológicos, garantizando que estén preparados para asumir roles más activos en la atención sanitaria.
- Políticas de Salud y Regulaciones: La implementación de políticas que promuevan y financien la atención farmacéutica es crucial para su sostenibilidad y expansión. La regulación adecuada de la práctica asegura estándares de calidad y seguridad.
- Innovación en Prácticas: La investigación y la innovación en la atención farmacéutica seguirán siendo esenciales para desarrollar nuevos modelos de práctica y mejorar la calidad de la atención.

En resumen, la evolución de la atención farmacéutica refleja un cambio significativo desde una práctica centrada en la dispensación de medicamentos hacia un enfoque integral y colaborativo que prioriza la salud y el bienestar del paciente. Este progreso ha sido impulsado por avances científicos, cambios en la educación y formación de los farmacéuticos, y una mayor integración en los sistemas de salud.

OBJETIVOS DEL LIBRO

Proveer Conocimientos Fundamentales sobre Atención Farmacéutica

Este libro busca proporcionar una base sólida de conocimientos sobre la atención farmacéutica, abarcando desde su historia y evolución hasta los conceptos y prácticas actuales. Los lectores aprenderán sobre:

- Definiciones Clave y Terminología: Comprender los términos y conceptos esenciales relacionados con la atención farmacéutica.
- Historia y Evolución: Explorar cómo ha evolucionado la atención farmacéutica a lo largo del tiempo y los factores que han influido en su desarrollo.
- Marco Legal y Ético: Conocer las leyes, regulaciones y principios éticos que rigen la práctica farmacéutica en diferentes regiones y contextos.

Ofrecer Herramientas Prácticas para la Implementación de Servicios Farmacéuticos

El libro proporcionará una guía detallada y práctica para la implementación efectiva de servicios de atención farmacéutica en diversos entornos. Entre las herramientas y técnicas que se cubrirán se incluyen:

- Protocolos y Guías Clínicas: Instrucciones paso a paso y recomendaciones basadas en la evidencia para el manejo de diferentes condiciones de salud.
- Tecnologías de la Información y Comunicación: Uso de sistemas electrónicos y aplicaciones móviles para mejorar la gestión de la información y la comunicación con los pacientes.
- Métodos de Educación y Comunicación con Pacientes: Técnicas para educar a los pacientes sobre

sus tratamientos, mejorar la adherencia y fomentar una comunicación efectiva.

Promover la Colaboración Interprofesional en la Atención Sanitaria

Uno de los pilares de la atención farmacéutica moderna es la colaboración con otros profesionales de la salud para ofrecer una atención integral al paciente. El libro enfatizará la importancia de esta colaboración y ofrecerá estrategias para:

- Trabajo en Equipo: Desarrollar habilidades de trabajo en equipo y entender los roles y responsabilidades de otros profesionales de la salud.
- Comunicación Interprofesional: Técnicas para mejorar la comunicación y la coordinación entre farmacéuticos, médicos, enfermeras y otros miembros del equipo de salud.
- Modelos de Atención Centrada en el Paciente: Implementar enfoques de atención que pongan al paciente en el centro, asegurando que todos los aspectos de su salud sean considerados y gestionados de manera coherente y eficaz.

Beneficios Esperados

Al cumplir estos objetivos, el libro no solo enriquecerá el conocimiento y las habilidades de los farmacéuticos, sino que también contribuirá a mejorar los resultados de salud de los pacientes y la eficiencia del sistema sanitario en general. Los lectores estarán mejor preparados para enfrentar los desafíos de la práctica farmacéutica moderna y desempeñar un papel activo en la mejora de la atención sanitaria a nivel global.

CAPÍTULO 1: FUNDAMENTOS DE LA ATENCIÓN FARMACÉUTICA

Para comprender plenamente la atención farmacéutica, es esencial familiarizarse con algunas definiciones fundamentales que guiarán nuestro estudio:

- Atención Farmacéutica: Según Hepler y Strand, la atención farmacéutica es "la provisión responsable de la farmacoterapia con el propósito de alcanzar resultados definidos que mejoren la calidad de vida del paciente". Este concepto implica un enfoque integral donde el farmacéutico no solo dispensa medicamentos, sino que también colabora activamente en el seguimiento y la optimización del tratamiento farmacoterapéutico del paciente.
- Farmacoterapia: Se refiere al uso de medicamentos para tratar enfermedades y afecciones médicas. La farmacoterapia incluye la selección, dosificación y monitoreo de los medicamentos para asegurar su efectividad y minimizar efectos adversos.
- Problemas Relacionados con Medicamentos (PRM): Son cualquier circunstancia en el proceso de uso de medicamentos que interfiera o pueda interferir con los resultados deseados de la terapia. Estos problemas pueden incluir interacciones medicamentosas, efectos secundarios, errores de dosificación y falta de adherencia al tratamiento.
- Seguimiento Farmacoterapéutico: Es el proceso continuo y sistemático mediante el cual el farmacéutico evalúa y optimiza el tratamiento farmacológico del paciente, asegurando que los medicamen-

tos sean seguros, efectivos y utilizados adecuadamente.

Diferencias entre Dispensación Activa y Atención Farmacéutica

Es crucial distinguir entre dos conceptos que a menudo se confunden: la dispensación activa y la atención farmacéutica. Aunque ambos son aspectos importantes de la práctica farmacéutica, tienen enfoques y objetivos diferentes.

Dispensación Activa:

- Definición: La dispensación activa es el proceso mediante el cual el farmacéutico proporciona medicamentos a los pacientes con la información necesaria para su uso adecuado. Esto incluye la revisión de las recetas médicas, la preparación y entrega de los medicamentos, y la instrucción sobre cómo tomarlos.
- Objetivos: El objetivo principal es asegurar que los pacientes reciban los medicamentos correctos en la dosis correcta, junto con las instrucciones adecuadas para su uso.
- Enfoque: Está centrado en el acto de entregar el medicamento al paciente y proporcionar información básica sobre su uso. No implica necesariamente un seguimiento continuo del paciente ni una evaluación detallada de su terapia.
- Componentes Clave:
- Verificación de la receta.
- Preparación y entrega del medicamento.
- Instrucción al paciente sobre el uso del medicamento.
- Manejo de posibles interacciones medicamentosas y contraindicaciones.

Atención Farmacéutica:

- Definición: La atención farmacéutica es un enfoque más amplio y holístico que incluye la dispensación activa, pero va más allá al involucrar al farmacéutico en la gestión integral de la farmacoterapia del paciente. Implica un compromiso continuo con la salud del paciente, incluyendo la identificación y resolución de problemas relacionados con medicamentos, y la colaboración con otros profesionales de la salud.
- Objetivos: Mejorar los resultados de salud del paciente mediante la optimización de la terapia farmacológica, asegurar la seguridad y efectividad de los medicamentos, y proporcionar un seguimiento continuo.
- Enfoque: Está centrado en el paciente y su bienestar global, considerando todos los aspectos de su tratamiento y trabajando en estrecha colaboración con otros miembros del equipo de salud.
- Componentes Clave:
- Evaluación completa del perfil farmacoterapéutico del paciente.
- Identificación y resolución de PRM.
- Diseño y implementación de un plan de atención farmacéutica personalizado.
- Seguimiento continuo y ajuste de la terapia según sea necesario.
- Educación y empoderamiento del paciente para el manejo de su tratamiento.

En resumen, mientras que la dispensación activa se enfoca en la entrega segura y efectiva de medicamentos, que responde a la pregunta del paciente "¿qué me da para ... ?", la atención farmacéutica abarca un enfoque integral y continuo en la gestión de la farmacoterapia del paciente. Ambos son componentes esenciales de la práctica farmacéutica, pero la atención farmacéutica representa una evolución hacia un rol más proactivo y centrado en el paciente.

Marco Legal y Ético

Legislación Relevante en Distintos Países

La regulación de la práctica farmacéutica varía significativamente entre diferentes países, reflejando las diversas estructuras de sus sistemas de salud y las prioridades locales. A continuación, se presentan algunos ejemplos de la legislación relevante en distintas regiones:

- Estados Unidos:
- Food, Drug, and Cosmetic Act (FDCA): Este acta, administrada por la FDA (Food and Drug Administration), regula la seguridad y eficacia de los medicamentos, así como su etiquetado y publicidad.
- Controlled Substances Act (CSA): Regula la fabricación, importación, posesión, uso y distribución de sustancias controladas.
- State Boards of Pharmacy: Cada estado tiene su propia junta de farmacia que regula la práctica farmacéutica, incluyendo la licencia de farmacéuticos y las normas de práctica.
- Unión Europea:
- Directive 2001/83/EC: Establece un código comunitario sobre medicamentos para uso humano, armonizando la legislación de los Estados miembros respecto a la autorización, fabricación y distribución de medicamentos.
- European Medicines Agency (EMA): Supervisa la evaluación y supervisión de medicamentos dentro de la UE, asegurando su seguridad y eficacia.

- Good Distribution Practice (GDP) Guidelines: Aseguran que la calidad y la integridad de los medicamentos se mantengan a lo largo de toda la cadena de suministro.
- América Latina:
- Brasil:
- Agência Nacional de Vigilância Sanitária (ANVISA): Regula la autorización, fabricación y comercialización de medicamentos en Brasil.
- Lei nº 13.021/2014: Establece el marco legal para la farmacia, promoviendo la atención farmacéutica y la farmacia clínica.
- México:
- Ley General de Salud: Regula todas las actividades relacionadas con la salud, incluyendo la práctica farmacéutica.
- Farmacopea de los Estados Unidos Mexicanos: Proporciona estándares para la calidad de los medicamentos.
- Asia:
- Japón:
- Pharmaceuticals and Medical Devices Act (PMD Act): Regula la fabricación, importación, distribución y venta de productos farmacéuticos y dispositivos médicos.
- India:
- Drugs and Cosmetics Act, 1940: Regula la importación, fabricación, distribución y venta de medicamentos y cosméticos.
- Pharmacy Act, 1948: Establece la regulación de la profesión farmacéutica y la formación de los consejos estatales de farmacia.

PRINCIPIOS ÉTICOS DE LA PRÁCTICA FARMACÉUTICA

La ética en la práctica farmacéutica es fundamental para garantizar que los farmacéuticos actúen en el mejor interés de los pacientes y mantengan la confianza del público. Los principios éticos clave incluyen:

- Autonomía:
- Respeto por la capacidad de los pacientes para tomar decisiones informadas sobre su propio cuidado de salud.
- Provisión de información completa y comprensible para que los pacientes puedan tomar decisiones informadas sobre su tratamiento.
- Beneficencia:
- Actuar en el mejor interés del paciente, proporcionando tratamientos que beneficien su salud y bienestar.
- Esforzarse por maximizar los beneficios del tratamiento farmacológico y minimizar cualquier daño potencial.
- No Maleficencia:
- Evitar causar daño a los pacientes. Esto incluye prevenir errores de medicación, identificar y gestionar efectos secundarios, y evitar interacciones medicamentosas perjudiciales.
- Monitorear constantemente la terapia farmacológica para asegurar la seguridad del paciente.
- Justicia:
- Asegurar un acceso equitativo a los medicamentos y servicios farmacéuticos para todos los pacientes, sin discriminación.

- Distribuir los recursos de manera justa y equitativa, respetando las necesidades individuales y comunitarias.
- Confidencialidad:
- Proteger la privacidad de la información del paciente y asegurar que los datos personales se manejen de manera confidencial.
- Cumplir con las leyes y regulaciones sobre la protección de datos y privacidad.
- Veracidad:
- Ser honesto con los pacientes, colegas y otros profesionales de la salud.
- Proporcionar información veraz y completa sobre los medicamentos y tratamientos.
- Fidelidad:
- Cumplir con las promesas y compromisos hechos a los pacientes, asegurando la continuidad y consistencia en la atención.
- Mantener relaciones profesionales basadas en la confianza y la integridad.

EJEMPLOS PRÁCTICOS

- Caso de Confidencialidad: Un farmacéutico recibe una receta para un paciente que conoce personalmente. Debe manejar esta información con la misma confidencialidad que cualquier otra, evitando discusiones inapropiadas fuera del ámbito profesional.
- Caso de Beneficencia y No Maleficencia: Un paciente acude a la farmacia con múltiples recetas de diferentes médicos. El farmacéutico debe revisar todas las medicaciones para identificar posibles inte-

racciones y efectos adversos, asegurando que el régimen terapéutico sea seguro y efectivo.

- Caso de Autonomía: Un paciente rechaza un medicamento prescrito debido a preocupaciones sobre los efectos secundarios. El farmacéutico debe respetar la decisión del paciente, proporcionar información adicional sobre las alternativas disponibles y trabajar con el equipo de salud para ajustar el tratamiento según las preferencias del paciente.

Estos ejemplos ilustran cómo los principios éticos guían la práctica diaria de los farmacéuticos, asegurando que siempre actúen en el mejor interés de sus pacientes mientras cumplen con las regulaciones legales.

COMPETENCIAS DEL FARMACÉUTICO EN ATENCIÓN FARMACÉUTICA

Conocimientos Necesarios

Para brindar una atención farmacéutica de alta calidad, los farmacéuticos deben poseer una amplia gama de conocimientos que les permitan evaluar, planificar, implementar y monitorizar la terapia farmacológica de los pacientes. Estos conocimientos incluyen:

- Farmacología:
- Entender los mecanismos de acción, indicaciones, contraindicaciones, efectos adversos e interacciones de los medicamentos.
- Conocer las bases farmacocinéticas y farmacodinámicas de los medicamentos.
- Patofisiología:

- Comprender la fisiopatología de las enfermedades para evaluar adecuadamente la terapia farmacológica.
- Conocer los signos y síntomas de las enfermedades para identificar posibles complicaciones y evaluar la efectividad del tratamiento.
- Farmacoterapia:
- Familiarizarse con los tratamientos de primera y segunda línea para diversas condiciones médicas.
- Conocer las guías clínicas y las mejores prácticas basadas en la evidencia para el manejo de enfermedades.
- Regulación y Ética:
- Conocer las leyes y regulaciones que rigen la práctica farmacéutica en su país o región.
- Comprender los principios éticos que guían la atención farmacéutica, incluyendo la confidencialidad, el consentimiento informado y la toma de decisiones compartida.
- Seguridad de los Medicamentos:
- Identificar y gestionar reacciones adversas a los medicamentos.
- Implementar estrategias para la prevención de errores de medicación y la mejora de la seguridad del paciente.
- Educación del Paciente:
- Conocer las mejores prácticas para educar a los pacientes sobre su tratamiento, incluyendo la dosificación, el uso adecuado y el manejo de efectos secundarios.

Habilidades y Actitudes

Además del conocimiento técnico, los farmacéuticos deben desarrollar una serie de habilidades y actitudes que les permitan aplicar sus conocimientos de manera efectiva en la práctica clínica:

- Habilidades de Comunicación:
- Ser capaz de comunicarse de manera clara y efectiva con los pacientes, explicando conceptos complejos de manera comprensible.
- Desarrollar habilidades de escucha activa para entender las preocupaciones y preguntas de los pacientes.
- Habilidades de Evaluación:
- Evaluar adecuadamente el perfil farmacoterapéutico del paciente, identificando problemas relacionados con medicamentos y áreas de mejora.
- Realizar revisiones de medicamentos y evaluaciones clínicas detalladas.
- Habilidades de Resolución de Problemas:
- Identificar y resolver problemas relacionados con la terapia farmacológica, como interacciones medicamentosas, dosificaciones inadecuadas o falta de adherencia al tratamiento.
- Tomar decisiones informadas y basadas en la evidencia para optimizar la terapia farmacológica del paciente.
- Actitud Proactiva:
- Mostrar iniciativa para mejorar continuamente la atención al paciente y buscar oportunidades para optimizar la terapia farmacológica.
- Ser proactivo en la identificación de problemas potenciales y en la implementación de soluciones.
- Habilidades de Trabajo en Equipo:

- Colaborar de manera efectiva con otros profesionales de la salud para proporcionar una atención integral y coordinada.
- Participar activamente en reuniones y discusiones interdisciplinarias sobre el manejo del paciente.
- Empatía y Compasión:
- Mostrar empatía y comprensión hacia los pacientes, reconociendo sus preocupaciones y necesidades emocionales.
- Tratar a cada paciente con respeto y dignidad, independientemente de su condición o situación.
- Habilidades de Gestión y Organización:
- Gestionar eficazmente el tiempo y los recursos para brindar una atención farmacéutica eficiente.
- Organizar y mantener registros precisos de la atención al paciente, incluyendo la documentación de intervenciones farmacéuticas y seguimientos.

Ejemplos Prácticos

- Comunicación Efectiva: Un paciente con diabetes está teniendo dificultades para controlar sus niveles de glucosa en sangre. El farmacéutico debe explicar claramente cómo ajustar su dosis de insulina y ofrecer consejos sobre la dieta y el ejercicio, asegurándose de que el paciente comprenda y pueda aplicar las recomendaciones.
- Evaluación y Resolución de Problemas: Un paciente presenta efectos secundarios graves de un nuevo medicamento. El farmacéutico debe evaluar el perfil del paciente, identificar el medicamento causante, y trabajar con el médico para ajustar el tratamiento, ya sea cambiando la medicación o ajustando la dosis.

- Trabajo en Equipo: En un hospital, un farmacéutico forma parte de un equipo multidisciplinario que trata a pacientes con enfermedades crónicas. El farmacéutico contribuye al equipo evaluando la terapia farmacológica de los pacientes, sugiriendo ajustes y monitoreando los resultados, trabajando en estrecha colaboración con médicos y enfermeras.
- Empatía y Compasión: Un paciente mayor está confundido y preocupado por la cantidad de medicamentos que necesita tomar. El farmacéutico muestra paciencia y comprensión, explicando cada medicamento y su propósito, y asegurando al paciente que está ahí para ayudarlo a manejar su tratamiento.

Al dominar estos conocimientos, habilidades y actitudes, los farmacéuticos pueden desempeñar un papel crucial en la mejora de la salud y el bienestar de sus pacientes, ofreciendo una atención farmacéutica de alta calidad y centrada en el paciente.

CAPÍTULO 2: MODELOS DE ATENCIÓN FARMACÉUTICA

MODELOS INTERNACIONALES

Modelos en Estados Unidos, Europa y América Latina

La atención farmacéutica ha evolucionado de diferentes maneras en varias regiones del mundo, reflejando las particularidades de sus sistemas de salud y necesidades locales. A continuación, se describen los modelos predominantes en Estados Unidos, Europa y América Latina:

Estados Unidos

En Estados Unidos, la atención farmacéutica se caracteriza por varios modelos innovadores que enfatizan la integración del farmacéutico en el equipo de salud y la provisión de servicios clínicos.

- Modelo de Atención Basado en la Comunidad:
- Farmacias Comunitarias: Los farmacéuticos en farmacias comunitarias ofrecen servicios de revisión de medicamentos, manejo de la terapia farmacológica (MTM), y educación al paciente.
- Servicios Clínicos: Incluyen inmunizaciones, pruebas de detección (por ejemplo, presión arterial, colesterol), y manejo de enfermedades crónicas (por ejemplo, diabetes).
- Modelo de Atención en Hospitales y Clínicas:

- Farmacéuticos Clínicos: Trabajan en estrecha colaboración con otros profesionales de la salud en hospitales y clínicas, participando en rondas clínicas, revisando perfiles de medicamentos y ajustando terapias.
- Programas de Alta Transición: Los farmacéuticos ayudan a los pacientes a hacer la transición de la atención hospitalaria a la atención en el hogar, asegurando que comprendan sus regímenes de medicación y previniendo readmisiones.

Europa

En Europa, la atención farmacéutica varía considerablemente entre los diferentes países, pero existen algunos modelos comunes y bien desarrollados:

- Reino Unido:
- Pharmacy Contractual Framework: Un marco contractual que permite a las farmacias comunitarias ofrecer servicios avanzados como revisiones de medicamentos (MUR) y revisiones de uso de medicamentos (NMS).
- Prescripción Independiente y Suplementaria: Algunos farmacéuticos están capacitados para recetar medicamentos de manera independiente o suplementaria, trabajando en colaboración con médicos.
- España:
- Seguimiento Farmacoterapéutico: Enfoque sistemático para evaluar y monitorizar la terapia de medicamentos de los pacientes, especialmente en enfermedades crónicas.
- Atención Domiciliaria: Los farmacéuticos visitan a pacientes en sus hogares para gestionar sus tratamientos, especialmente para aquellos con movilidad limitada o en áreas rurales.

- Países Nórdicos:
- Farmacia Clínica en Hospitales: Los farmacéuticos en hospitales participan activamente en el equipo de atención médica, revisando terapias y asegurando la seguridad y efectividad de los medicamentos.
- Servicios de Información y Educación: Las farmacias comunitarias ofrecen programas educativos y servicios de información para mejorar la adherencia a los medicamentos y la educación del paciente.

América Latina

En América Latina, la atención farmacéutica está en diversas etapas de desarrollo, con modelos que buscan adaptarse a los desafíos locales de salud.

- Brasil:
- Programa de Atención Básica de Salud (ABS): Los farmacéuticos trabajan en unidades de salud pública, proporcionando atención farmacéutica, educando a los pacientes y gestionando programas de salud preventiva.
- Estratégia Saúde da Família (ESF): Los farmacéuticos forman parte de equipos multidisciplinarios que visitan comunidades, ofreciendo atención integral y personalizada a las familias.
- México:
- Farmacias del Sector Público: Los farmacéuticos en el sector público participan en la gestión de medicamentos y educación del paciente, especialmente en hospitales y clínicas del Instituto Mexicano del Seguro Social (IMSS).
- Farmacias Comunitarias Privadas: Aunque se centran en la dispensación de medicamentos, muchas farmacias comunitarias están comenzando a imple-

mentar servicios clínicos básicos, como monitoreo de la presión arterial y asesoría sobre medicamentos.

COMPARACIÓN Y ANÁLISIS DE EFECTIVIDAD

Comparar y analizar la efectividad de estos modelos revela tanto fortalezas como áreas de mejora. Aquí se presentan algunos puntos clave:

- Integración en el Sistema de Salud:
- Estados Unidos: Alta integración de farmacéuticos en equipos clínicos, especialmente en hospitales y clínicas, con un fuerte énfasis en la gestión de enfermedades crónicas y la prevención de readmisiones.
- Europa: Varía según el país, pero generalmente muestra una buena integración en hospitales y un creciente papel en las farmacias comunitarias, especialmente en Reino Unido y los países nórdicos.
- América Latina: La integración es más limitada, pero modelos como el de Brasil muestran un potencial significativo en la atención primaria y comunitaria.
- Acceso a Servicios:
- Estados Unidos: Amplio acceso a servicios clínicos en farmacias comunitarias, pero con disparidades en el acceso según la cobertura de seguro y la ubicación geográfica.
- Europa: Mejor acceso equitativo en países con sistemas de salud universales, aunque la disponibilidad de servicios avanzados puede variar.
- América Latina: El acceso es desigual, con áreas rurales y poblaciones desfavorecidas enfrentando mayores desafíos para acceder a servicios farmacéuticos avanzados.

- Educación y Capacitación:
- Estados Unidos: Programas de educación continua y especialización en farmacia clínica, que mejoran las competencias de los farmacéuticos.
- Europa: Fuerte énfasis en la formación profesional y la capacitación continua, especialmente en países como Reino Unido y los nórdicos.
- América Latina: Necesidad de mejorar la capacitación y formación continua, aunque algunos países como Brasil están avanzando en este aspecto.
- Resultados en Salud:
- Estados Unidos: Estudios muestran que la intervención del farmacéutico mejora la adherencia a los medicamentos, reduce errores de medicación y mejora los resultados clínicos en enfermedades crónicas.
- Europa: Evidencia de que la atención farmacéutica mejora la seguridad de los medicamentos y los resultados clínicos, especialmente en entornos hospitalarios y comunitarios.
- América Latina: Investigación limitada, pero los programas en Brasil y otros países sugieren mejoras en la adherencia y la educación del paciente.

En resumen, aunque los modelos de atención farmacéutica varían considerablemente entre regiones, todos comparten el objetivo común de mejorar la salud y el bienestar del paciente a través de la optimización de la terapia farmacológica. La integración efectiva de los farmacéuticos en los equipos de salud, el acceso equitativo a servicios avanzados, la formación continua y la evaluación de resultados en salud son elementos clave para el éxito de la atención farmacéutica a nivel global.

IMPLEMENTACIÓN DE MODELOS EN DIFERENTES CONTEXTOS

La implementación de modelos de atención farmacéutica varía dependiendo del entorno en el que se apliquen. Cada contexto presenta desafíos y oportunidades únicos que influyen en cómo se llevan a cabo estos servicios. A continuación, se examina cómo se implementan los modelos de atención farmacéutica en farmacias comunitarias, hospitales y centros de salud, y cómo difieren en áreas rurales versus urbanas.

FARMACIAS COMUNITARIAS

En las farmacias comunitarias, los farmacéuticos desempeñan un papel crucial en la atención directa al paciente. La implementación de modelos de atención farmacéutica en este entorno incluye varios componentes clave:

- Servicios Clínicos:
- Revisiones de Medicamentos: Evaluación de la terapia de medicamentos del paciente para identificar y resolver problemas relacionados con los medicamentos (PRM).
- Manejo de la Terapia Farmacológica (MTM): Servicios personalizados para optimizar los regímenes de medicación, especialmente en pacientes con enfermedades crónicas.
- Educación y Asesoría: Provisión de información detallada sobre medicamentos, adherencia, y estilos de vida saludables.
- Tecnología y Herramientas:

- Sistemas de Información Farmacéutica: Utilización de software para revisar interacciones medicamentosas, historial de medicación y perfiles de pacientes.
- Telefarmacia: Servicios de consulta remota para pacientes que no pueden visitar físicamente la farmacia.
- Colaboración Interprofesional:
- Comunicación con Médicos y Otros Proveedores de Salud: Intercambio de información sobre el tratamiento del paciente para asegurar un enfoque coordinado.
- Participación en Equipos de Salud Comunitarios: Trabajo en conjunto con otros profesionales de la salud para mejorar los resultados del paciente.

HOSPITALES Y CENTROS DE SALUD

En los hospitales y centros de salud, los farmacéuticos tienen la oportunidad de integrarse más profundamente en el equipo de atención médica y participar en decisiones clínicas directas.

- Farmacia Clínica:
- Rondas Clínicas: Participación en rondas médicas junto con médicos y enfermeras para discutir y ajustar terapias de medicación.
- Gestión de Medicamentos: Revisión y ajuste de los regímenes de medicación de los pacientes hospitalizados para asegurar la seguridad y eficacia.
- Programas Especializados:
- Programas de Alta Transición: Asegurar que los pacientes comprendan su tratamiento al momento del alta y coordinar el seguimiento para prevenir readmisiones.

- Unidades de Cuidados Intensivos (UCI): Monitoreo cercano y ajuste de la terapia en pacientes críticos.
- Educación Continua y Capacitación:
- Formación de Personal: Capacitar a otros profesionales de la salud sobre la gestión de medicamentos y la prevención de errores de medicación.
- Desarrollo Profesional: Participar en programas de educación continua para mantenerse al día con las últimas prácticas y tecnologías.

ÁREAS RURALES VS. URBANAS

La implementación de modelos de atención farmacéutica presenta desafíos y oportunidades específicas dependiendo de si se encuentran en áreas rurales o urbanas.

- Áreas Rurales:
- Acceso Limitado a Recursos: Menor disponibilidad de farmacias y profesionales de la salud, lo que puede dificultar el acceso a servicios avanzados.
- Uso de Telefarmacia: Implementación de servicios de salud a distancia para superar las barreras geográficas y mejorar el acceso a la atención farmacéutica.
- Programas Comunitarios: Colaboración con organizaciones locales y programas gubernamentales para proporcionar educación y acceso a medicamentos.
- Áreas Urbanas:
- Alta Densidad de Farmacias: Mayor competencia y disponibilidad de servicios avanzados de atención farmacéutica.

- Diversidad de Pacientes: Necesidad de servicios culturalmente competentes que aborden la diversidad étnica y lingüística de la población urbana.
- Innovación y Tecnología: Implementación de tecnologías avanzadas como sistemas automatizados de dispensación y aplicaciones móviles para la gestión de la salud.

EJEMPLOS PRÁCTICOS

Farmacias Comunitarias:

- Caso de Revisiones de Medicamentos: Una farmacia comunitaria en un barrio urbano ofrece revisiones trimestrales de medicamentos para pacientes mayores, detectando y resolviendo problemas de adherencia y duplicación de terapias.
- Telefarmacia en Áreas Rurales: Una farmacia en una zona rural implementa un servicio de telefarmacia para ofrecer consultas a pacientes que viven lejos, asegurando que reciban la atención necesaria sin viajar largas distancias.

Hospitales y Centros de Salud:

- Rondas Clínicas en Hospitales: Un farmacéutico clínico participa en rondas diarias en una UCI, revisando las medicaciones y ajustando dosis en tiempo real para pacientes críticos.
- Programas de Alta Transición: En un hospital urbano, los farmacéuticos desarrollan un programa de transición para pacientes dados de alta, coordinando con farmacias comunitarias y médicos de cabecera para asegurar la continuidad de la atención.

Áreas Rurales:

- Colaboración con Clínicas Móviles: Farmacéuticos colaboran con clínicas móviles para visitar comunidades rurales, ofreciendo revisiones de medicamentos y educación sobre salud.
- Capacitación y Educación Comunitaria: En una región rural, los farmacéuticos organizan talleres educativos sobre el manejo de enfermedades crónicas y el uso seguro de medicamentos, mejorando la salud comunitaria.

Áreas Urbanas:

- Innovaciones Tecnológicas: En una ciudad grande, una cadena de farmacias introduce quioscos de salud interactivos donde los pacientes pueden medir su presión arterial y obtener asesoría farmacéutica instantánea.
- Atención Culturalmente Competente: Farmacéuticos en una zona urbana diversa reciben capacitación en competencia cultural para proporcionar servicios adaptados a las necesidades de diferentes grupos étnicos.

En resumen, la implementación de modelos de atención farmacéutica debe adaptarse al contexto específico de cada entorno, aprovechando las oportunidades y superando los desafíos inherentes a cada uno. La colaboración interprofesional, el uso de tecnologías innovadoras y un enfoque centrado en el paciente son elementos clave para el éxito en diversos contextos.

CAPÍTULO 3: PROCESO DE ATENCIÓN FARMACÉUTICA

RECOGIDA DE INFORMACIÓN

El proceso de atención farmacéutica comienza con la recopilación exhaustiva y precisa de información relevante sobre el paciente. Esta etapa es crucial para identificar problemas relacionados con los medicamentos (PRM) y planificar intervenciones adecuadas.

HISTORIA CLÍNICA Y MEDICAMENTOSA DEL PACIENTE

La historia clínica y medicamentosa proporciona un contexto integral sobre el estado de salud del paciente y su tratamiento actual y pasado. La recopilación de esta información implica varios componentes:

- Historia Médica:
- Diagnósticos Previos y Actuales: Enumerar todas las condiciones médicas diagnosticadas, tanto crónicas como agudas.
- Procedimientos Médicos: Registrar cualquier cirugía, hospitalización o procedimiento médico relevante.
- Antecedentes Familiares: Información sobre enfermedades hereditarias y condiciones de salud prevalentes en la familia.
- Historial de Medicamentos:

- Medicamentos Actuales: Lista completa de todos los medicamentos que el paciente está tomando actualmente, incluyendo dosis, frecuencia y vía de administración.
- Medicamentos Pasados: Información sobre medicamentos que el paciente ha tomado en el pasado, incluyendo la razón para la discontinuación.
- Reacciones Adversas y Alergias: Registro de cualquier reacción adversa o alergia a medicamentos, junto con la descripción de la reacción y el medicamento involucrado.
- Suplementos y Medicamentos de Venta Libre: Incluir información sobre el uso de vitaminas, suplementos dietéticos y medicamentos de venta libre, ya que pueden influir en la terapia farmacológica.
- Hábitos y Estilo de Vida:
- Dieta y Nutrición: Información sobre la dieta del paciente, ya que ciertos alimentos pueden interactuar con medicamentos.
- Consumo de Alcohol y Tabaco: Registro de los hábitos de consumo de alcohol y tabaco, que pueden afectar la eficacia y seguridad de los medicamentos.
- Actividad Física: Nivel de actividad física y ejercicio, que pueden influir en la salud general y la respuesta a ciertos tratamientos.

EVALUACIÓN DEL PERFIL FARMACOTERAPÉUTICO

Una vez recopilada la información inicial, el siguiente paso es evaluar el perfil farmacoterapéutico del paciente para identificar posibles problemas y optimizar la terapia. Este proceso incluye:

Revisión de Medicamentos:

- Evaluación de Indicaciones: Verificar que cada medicamento tenga una indicación válida y adecuada.
- Adecuación de la Dosis: Asegurar que las dosis de los medicamentos sean apropiadas para la edad, peso, función renal y hepática del paciente.
- Frecuencia y Duración: Comprobar que la frecuencia y duración del tratamiento sean las correctas para cada medicamento.
- Vía de Administración: Confirmar que la vía de administración sea adecuada y que el paciente sepa cómo administrarse correctamente los medicamentos.

Interacciones Medicamentosas:

- Interacciones Farmacodinámicas: Evaluar posibles interacciones que puedan alterar el efecto farmacológico de los medicamentos.
- Interacciones Farmacocinéticas: Revisar interacciones que puedan afectar la absorción, distribución, metabolismo o excreción de los medicamentos.
- Interacciones con Alimentos y Suplementos: Considerar cómo ciertos alimentos y suplementos pueden influir en la eficacia y seguridad de los medicamentos.
- Identificación de Problemas Relacionados con Medicamentos (PRM):
- Efectos Adversos: Detectar y gestionar cualquier efecto adverso que el paciente pueda estar experimentando.
- Adherencia al Tratamiento: Evaluar la adherencia del paciente al tratamiento y abordar cualquier barrera para la adherencia.

- Duplicaciones Terapéuticas: Identificar medicamentos con el mismo efecto terapéutico que podrían estar redundando.

Monitoreo y Seguimiento:

- Parámetros Clínicos: Establecer parámetros clínicos a monitorear para evaluar la efectividad y seguridad de los tratamientos, como presión arterial, niveles de glucosa en sangre, etc.
- Planes de Seguimiento: Desarrollar un plan de seguimiento para reevaluar la terapia farmacológica y hacer ajustes según sea necesario.

EJEMPLOS PRÁCTICOS

- Caso de Reacciones Adversas: Un paciente con hipertensión arterial está tomando un inhibidor de la enzima convertidora de angiotensina (IECA) y presenta tos persistente. La revisión de la historia medicamentosa revela que la tos comenzó después de iniciar el IECA. El farmacéutico recomienda cambiar a un bloqueador de los receptores de angiotensina II (ARB) para aliviar la tos.
- Caso de Duplicación Terapéutica: Un paciente mayor está tomando dos medicamentos diferentes para el dolor crónico, ambos con efectos similares. El farmacéutico identifica la duplicación y coordina con el médico para ajustar la terapia, reduciendo el riesgo de efectos adversos y mejorando la eficacia del tratamiento.
- Caso de Interacción Medicamentosa: Un paciente con depresión está tomando un inhibidor selectivo de la recaptación de serotonina (ISRS) y un medicamento antiinflamatorio no esteroideo (AINE)

para el dolor de espalda. El farmacéutico identifica una interacción potencialmente peligrosa que aumenta el riesgo de sangrado gastrointestinal y recomienda una alternativa más segura.

- Caso de Adherencia al Tratamiento: Un paciente con diabetes tipo 2 no está cumpliendo con su régimen de insulina debido a la complejidad del esquema de dosificación. El farmacéutico proporciona una sesión de educación sobre la administración de insulina y su importancia, además de simplificar el régimen de dosificación en coordinación con el equipo médico.

La recogida de información precisa y la evaluación detallada del perfil farmacoterapéutico son pasos fundamentales en el proceso de atención farmacéutica, permitiendo a los farmacéuticos proporcionar un cuidado efectivo y personalizado que optimice los resultados de salud del paciente.

EVALUACIÓN Y PLANIFICACIÓN

Una vez recopilada la información necesaria, la siguiente etapa en el proceso de atención farmacéutica es la evaluación y planificación. Esta fase implica identificar problemas relacionados con medicamentos (PRM) y desarrollar un plan de tratamiento farmacoterapéutico adecuado para cada paciente.

IDENTIFICACIÓN DE PROBLEMAS RELACIONADOS CON MEDICAMENTOS (PRM)

La identificación de PRM es un paso crítico en la atención farmacéutica. Los PRM pueden afectar negativamente la eficacia y seguridad de la terapia medicamentosa, y su identificación oportuna es esencial para evitar complicaciones y mejorar los resultados en salud.

Tipos Comunes de PRM:

- Necesidad de Medicamento: Situaciones en las que el paciente no está tomando un medicamento necesario para tratar una condición médica.
- Efectividad del Medicamento: Casos donde el medicamento prescrito no es lo suficientemente efectivo para la condición del paciente.
- Seguridad del Medicamento: Situaciones en las que el medicamento causa efectos adversos o interacciones que ponen en riesgo la salud del paciente.
- Adherencia al Medicamento: Problemas relacionados con el incumplimiento del régimen de medicación por parte del paciente, ya sea por olvido, falta de comprensión, efectos secundarios, o barreras económicas.

Métodos para Identificar PRM:

- Entrevistas con el Paciente: Conversaciones detalladas con el paciente para entender sus experiencias y desafíos con la medicación.
- Revisión de Registros Médicos: Análisis de la historia clínica y medicamentosa para detectar inconsistencias y áreas de mejora.
- Monitoreo de Parámetros Clínicos: Evaluación de signos vitales, resultados de laboratorio y otros indicadores clínicos para identificar posibles PRM.
- Colaboración Interprofesional: Consulta con médicos, enfermeras y otros profesionales de la salud

para obtener una visión completa del estado del paciente y sus necesidades terapéuticas.

PLANIFICACIÓN DEL TRATAMIENTO FARMACOTERAPÉUTICO

Una vez identificados los PRM, el siguiente paso es la planificación del tratamiento farmacoterapéutico. Esto implica desarrollar un plan personalizado que aborde los problemas identificados y optimice la terapia del paciente.

Objetivos del Tratamiento:

- Mejorar la Efectividad: Asegurar que el tratamiento farmacoterapéutico sea lo más efectivo posible para la condición médica del paciente.
- Minimizar los Riesgos: Reducir la posibilidad de efectos adversos y interacciones medicamentosas.
- Mejorar la Adherencia: Diseñar un régimen de medicación que sea fácil de seguir y adecuado para el estilo de vida del paciente.

Componentes del Plan de Tratamiento:

- Selección de Medicamentos: Elegir los medicamentos más adecuados en términos de eficacia, seguridad y costo.
- Ajuste de Dosis: Determinar la dosis correcta basada en factores como la edad, peso, función renal y hepática del paciente.
- Frecuencia y Duración del Tratamiento: Establecer la frecuencia de administración y la duración del tratamiento necesaria para alcanzar los objetivos terapéuticos.

• Educación del Paciente: Proporcionar información clara y comprensible sobre cómo tomar los medicamentos, la importancia de la adherencia y cómo manejar los posibles efectos secundarios.

• Monitoreo y Seguimiento: Planificar visitas de seguimiento y monitoreo de parámetros clínicos para evaluar la efectividad y seguridad del tratamiento y hacer ajustes si es necesario.

EJEMPLOS PRÁCTICOS

aso de Necesidad de Medicamento:

• Identificación del PRM: Un paciente con hipertensión no está tomando un diurético recomendado debido a la falta de prescripción.

• Planificación del Tratamiento: El farmacéutico contacta al médico del paciente para discutir la necesidad de añadir un diurético. Se prescribe el medicamento y el farmacéutico proporciona educación sobre su uso y monitoreo de la presión arterial.

Caso de Efectividad del Medicamento:

• Identificación del PRM: Un paciente con diabetes tipo 2 no está alcanzando los objetivos de glucosa en sangre con su tratamiento actual de metformina sola.

• Planificación del Tratamiento: El farmacéutico sugiere la adición de un agonista del receptor GLP-1. Se ajusta la terapia, y se establece un plan de seguimiento para monitorear los niveles de glucosa y evaluar la respuesta al nuevo medicamento.

Caso de Seguridad del Medicamento:

- Identificación del PRM: Un paciente que toma warfarina presenta moretones frecuentes y resultados anormales en las pruebas de coagulación.
- Planificación del Tratamiento: El farmacéutico revisa la dieta y otros medicamentos del paciente para identificar posibles interacciones. Se ajusta la dosis de warfarina y se coordina con el médico para un monitoreo más frecuente de INR (índice internacional normalizado).

Caso de Adherencia al Medicamento:

- Identificación del PRM: Un paciente con depresión informa que a menudo olvida tomar su antidepresivo debido a un régimen complejo.
- Planificación del Tratamiento: El farmacéutico simplifica el régimen de medicación, cambiando a un antidepresivo de dosificación diaria y establece recordatorios a través de una aplicación móvil. También se proporciona apoyo educativo sobre la importancia de la adherencia.

En conclusión, la evaluación y planificación en la atención farmacéutica son pasos fundamentales para asegurar que los pacientes reciban un tratamiento adecuado, efectivo y seguro. La identificación precisa de PRM y el desarrollo de un plan de tratamiento personalizado permiten a los farmacéuticos optimizar la terapia farmacológica y mejorar los resultados en salud del paciente.

INTERVENCIÓN Y SEGUIMIENTO

Después de la evaluación y la planificación del tratamiento, el proceso de atención farmacéutica progresa hacia la fase de intervención y seguimiento. En esta etapa, se implementan las estrategias diseñadas para optimizar la terapia farmacológica del paciente y se monitorea continuamente su progreso para garantizar resultados efectivos y seguros.

INTERVENCIONES FARMACÉUTICAS

Las intervenciones farmacéuticas constituyen acciones específicas llevadas a cabo por los profesionales farmacéuticos para abordar problemas relacionados con medicamentos (PRM) y mejorar la gestión farmacoterapéutica del paciente. Estas intervenciones pueden incluir:

- Optimización de la Terapia:
- Ajuste de dosis para alcanzar la dosis terapéutica óptima.
- Cambio de medicamentos debido a ineficacia, efectos adversos o interacciones medicamentosas.
- Adición de medicamentos para abordar condiciones adicionales o mejorar la eficacia terapéutica.
- Prevención de Problemas Relacionados con Medicamentos (PRM):
- Identificación y mitigación de interacciones medicamentosas potenciales.
- Educación del paciente sobre el uso adecuado de medicamentos, efectos secundarios y medidas de seguridad.
- Promoción de la Adherencia:
- Desarrollo de estrategias para mejorar la adherencia al tratamiento, como recordatorios de medicación y simplificación de regímenes de dosificación.

MONITORIZACIÓN DE LA EFECTIVIDAD Y SEGURIDAD DEL TRATAMIENTO

La monitorización continua de la efectividad y seguridad del tratamiento es esencial para evaluar la respuesta del paciente y detectar cualquier problema potencial. Esto implica:

Seguimiento de Parámetros Clínicos:

- Evaluación regular de signos vitales, resultados de pruebas de laboratorio y otros indicadores clínicos relevantes.
- Interpretación de los resultados para evaluar la efectividad del tratamiento y detectar posibles efectos adversos.
- Identificación de Efectos Adversos y Eventos Indeseados:
- Registro y documentación de cualquier efecto adverso experimentado por el paciente durante el tratamiento.
- Gestión de eventos indeseados a través de ajustes en la terapia o intervenciones adicionales.

Evaluación de la Adherencia:

- Seguimiento del cumplimiento del paciente con el régimen de medicación prescrito.
- Identificación de barreras para la adherencia y desarrollo de estrategias para abordarlas.

DOCUMENTACIÓN Y COMUNICACIÓN CON EL EQUIPO DE SALUD

La documentación precisa y la comunicación efectiva con otros profesionales de la salud son cruciales para garantizar una atención coordinada y una toma de decisiones informada. Esto incluye:

Registro de Intervenciones y Resultados:

- Documentación detallada de todas las intervenciones farmacéuticas realizadas y los resultados obtenidos.
- Actualización regular de la información a medida que cambia la situación del paciente o se implementan nuevas intervenciones.

Comunicación Interprofesional:

- Compartir información relevante con médicos, enfermeras y otros miembros del equipo de atención médica.
- Participación en reuniones clínicas para discutir casos y desarrollar planes de tratamiento colaborativos.

EJEMPLOS PRÁCTICOS

Intervención para Ajuste de Dosis:

- Identificación del PRM: Un paciente con insuficiencia renal está tomando un medicamento que requiere ajuste de dosis según la función renal, pero la dosis no ha sido modificada.
- Intervención Farmacéutica: El farmacéutico contacta al médico del paciente y recomienda ajustar la dosis del medicamento de acuerdo con la función

renal del paciente. Se realiza el ajuste y se monitorea la función renal para garantizar la seguridad del tratamiento.

Seguimiento de Efectos Adversos:

- Identificación del PRM: Un paciente que toma un nuevo medicamento informa de mareos y debilidad persistente.
- Seguimiento y Documentación: El farmacéutico documenta los efectos adversos informados por el paciente y se comunica con el médico para evaluar la necesidad de ajustes en el tratamiento o considerar alternativas terapéuticas.

Evaluación de la Adherencia:

- Identificación del PRM: Un paciente con diabetes no está cumpliendo adecuadamente con su régimen de insulina debido a la complejidad del esquema de dosificación.
- Intervención Farmacéutica: El farmacéutico trabaja con el paciente para simplificar el régimen de insulina y proporciona educación sobre la importancia de la adherencia. Se establecen medidas de seguimiento para evaluar el cumplimiento continuo y abordar cualquier barrera adicional.

CAPÍTULO 4: HERRAMIENTAS Y TÉCNICAS EN ATENCIÓN FARMACÉUTICA

GUÍAS Y PROTOCOLOS CLÍNICOS

Las guías y protocolos clínicos son herramientas fundamentales en la atención farmacéutica, proporcionando pautas basadas en la evidencia para la toma de decisiones clínicas y el manejo de enfermedades. Su uso adecuado puede mejorar la calidad de la atención y promover resultados óptimos para los pacientes.

USO DE GUÍAS TERAPÉUTICAS

Las guías terapéuticas son documentos que resumen las mejores prácticas clínicas y las recomendaciones basadas en la evidencia para el tratamiento de enfermedades específicas o el manejo de condiciones médicas. Estas guías son desarrolladas por organizaciones de salud líderes, sociedades médicas y agencias gubernamentales, y se actualizan regularmente para reflejar los avances en la investigación y la práctica clínica. Algunos ejemplos de guías terapéuticas ampliamente utilizadas incluyen:

- Guías de Práctica Clínica (GPC): Ofrecen recomendaciones basadas en la evidencia para el diagnóstico y tratamiento de enfermedades específicas.

- Protocolos de Tratamiento: Proporcionan pautas detalladas sobre el uso de medicamentos y otras intervenciones para condiciones médicas particulares.
- Algoritmos de Manejo: Establecen pasos secuenciales para el diagnóstico y tratamiento de condiciones complejas.

El uso de guías terapéuticas en la práctica farmacéutica puede ayudar a estandarizar la atención, mejorar la toma de decisiones clínicas y garantizar la consistencia en el tratamiento de los pacientes.

PROTOCOLOS DE MANEJO DE ENFERMEDADES COMUNES

Los protocolos de manejo de enfermedades comunes son documentos que delinean los pasos específicos para el diagnóstico, tratamiento y seguimiento de condiciones médicas frecuentes. Estos protocolos están diseñados para guiar la atención clínica y mejorar la eficiencia y efectividad del tratamiento. Algunos ejemplos de protocolos de manejo de enfermedades comunes incluyen:

- Diabetes: Protocolos para el manejo de la diabetes tipo 2, incluyendo pautas de monitorización glucémica, opciones de tratamiento farmacológico y recomendaciones de estilo de vida.
- Hipertensión: Directrices para el diagnóstico y tratamiento de la hipertensión arterial, incluyendo objetivos de presión arterial y algoritmos de tratamiento.
- Asma: Protocolos para el manejo del asma, que abarcan el uso de medicamentos de rescate, controladores y medidas de seguimiento.

Estos protocolos son herramientas valiosas para los farmacéuticos, proporcionando un marco estructurado para la evaluación y gestión de enfermedades comunes en entornos de atención primaria y comunitaria.

EJEMPLOS PRÁCTICOS

Uso de Guía de Práctica Clínica para la Diabetes:

- Un paciente recién diagnosticado con diabetes tipo 2 visita la farmacia en busca de orientación sobre su tratamiento. El farmacéutico consulta la guía de práctica clínica nacional para la diabetes, que proporciona recomendaciones detalladas sobre la terapia inicial, la monitorización glucémica y las metas de tratamiento. Basándose en estas pautas, el farmacéutico trabaja con el paciente y su médico para desarrollar un plan de tratamiento personalizado.

Implementación de Protocolo de Hipertensión:

- Una clínica comunitaria adopta un nuevo protocolo de manejo de la hipertensión basado en las últimas directrices clínicas. El farmacéutico colabora con el equipo médico para implementar el protocolo, que incluye la medición regular de la presión arterial, el inicio de medicamentos antihipertensivos según sea necesario y la educación del paciente sobre cambios en el estilo de vida. A través de este enfoque estructurado, la clínica logra una mejoría en el control de la presión arterial y una reducción en el riesgo cardiovascular de los pacientes.

Desarrollo de Protocolo de Asma en una Farmacia Comunitaria:

- Ante un aumento en las consultas relacionadas con el asma, una farmacia comunitaria decide desarrollar un protocolo interno de manejo del asma. El farmacéutico líder trabaja con otros miembros del equipo para crear un documento que detalle los pasos para la evaluación inicial, el uso adecuado de inhaladores, la derivación a atención médica adicional cuando sea necesario y el seguimiento de los pacientes a lo largo del tiempo. Este protocolo mejora la capacidad de la farmacia para proporcionar cuidados consistentes y basados en la evidencia a los pacientes con asma.

TECNOLOGÍAS DE LA INFORMACIÓN

En la era digital, las tecnologías de la información desempeñan un papel crucial en la prestación de servicios farmacéuticos. Estas herramientas no solo mejoran la eficiencia operativa, sino que también facilitan una atención más personalizada y accesible para los pacientes.

Sistemas de Gestión de la Información Farmacéutica

Los sistemas de gestión de la información farmacéutica son plataformas informáticas diseñadas para administrar datos relacionados con la práctica farmacéutica. Estos sistemas pueden incluir:

- Historias Clínicas Electrónicas (HCE): Repositorios digitales que contienen información médica y farmacéutica integral sobre los pacientes, incluyendo medicamentos prescritos, alergias, resultados de laboratorio y notas de progreso.

- Sistemas de Gestión de Inventarios: Herramientas para rastrear y administrar el inventario de medicamentos y productos farmacéuticos en farmacias y establecimientos de atención médica.
- Plataformas de Dispensación Automatizada: Sistemas robóticos que automatizan el proceso de dispensación de medicamentos en farmacias, reduciendo errores y mejorando la eficiencia.

Estos sistemas permiten a los farmacéuticos acceder rápidamente a información crítica sobre los pacientes y optimizar la gestión de medicamentos, garantizando una atención segura y eficaz.

Aplicaciones Móviles y Telemedicina

Las aplicaciones móviles y la telemedicina están transformando la forma en que los pacientes interactúan con los servicios de atención médica, incluida la farmacia. Algunas aplicaciones y tecnologías relevantes incluyen:

- Aplicaciones de Adherencia a la Medicación: Herramientas que ayudan a los pacientes a recordar tomar sus medicamentos, proporcionan información sobre dosificación y alertan sobre posibles interacciones medicamentosas.
- Plataformas de Telefarmacia: Servicios que permiten a los pacientes comunicarse con farmacéuticos a través de videoconferencia o mensajería en línea para recibir asesoramiento sobre medicamentos, revisar resultados de laboratorio y obtener recargas de medicamentos.
- Sensores de Adherencia Incorporados: Dispositivos que se integran con envases de medicamentos

para rastrear la adherencia del paciente y enviar datos a aplicaciones móviles o plataformas en línea para su análisis.

Estas tecnologías amplían el alcance de los servicios farmacéuticos más allá de las ubicaciones tradicionales, brindando conveniencia y acceso a la atención para una variedad de necesidades de los pacientes.

EJEMPLOS PRÁCTICOS

Implementación de un Sistema de Historia Clínica Electrónica:

- Una farmacia comunitaria actualiza su sistema de gestión de información para incluir una historia clínica electrónica integrada. Esto permite a los farmacéuticos acceder rápidamente a datos cruciales del paciente, como alergias, medicamentos actuales y resultados de laboratorio, durante las interacciones con los pacientes en la farmacia.

Desarrollo de una Aplicación de Adherencia a la Medicación:

- Un equipo de farmacéuticos crea una aplicación móvil personalizada para mejorar la adherencia a la medicación entre los pacientes con enfermedades crónicas. La aplicación ofrece recordatorios de dosificación, seguimiento de síntomas, educación sobre medicamentos y la capacidad de comunicarse directamente con farmacéuticos para consultas adicionales.

Implementación de un Servicio de Telefarmacia para Pacientes Rurales:

- Una farmacia rural establece un servicio de telefarmacia para brindar asesoramiento farmacéutico a pacientes que viven en áreas remotas. Los pacientes pueden programar consultas virtuales con farmacéuticos a través de una plataforma en línea, lo que les permite recibir orientación sobre medicamentos y supervisión de su tratamiento sin tener que viajar largas distancias.

MÉTODOS DE EDUCACIÓN AL PACIENTE

La educación al paciente es una parte fundamental de la atención farmacéutica, ya que empodera a los pacientes para que tomen decisiones informadas sobre su salud y maximicen los beneficios de su tratamiento. Los farmacéuticos emplean una variedad de métodos y técnicas para proporcionar educación efectiva y comprensible a los pacientes.

TÉCNICAS DE COMUNICACIÓN EFECTIVA

Las técnicas de comunicación efectiva son fundamentales para establecer una relación sólida entre el farmacéutico y el paciente, así como para garantizar una comprensión clara de la información proporcionada. Algunas técnicas incluyen:

- Escucha Activa: Prestar atención completa a lo que dice el paciente, demostrando interés y empatía.

- Lenguaje Simple y Claro: Utilizar términos sencillos y evitar jerga médica para garantizar la comprensión.
- Preguntas Abiertas: Hacer preguntas que fomenten la participación del paciente y brinden oportunidades para discutir preocupaciones o dudas.
- Resumen y Confirmación: Resumir la información importante y pedir al paciente que repita lo que ha entendido para confirmar la comprensión.
- Validación de Emociones: Reconocer y validar las emociones del paciente, mostrando comprensión y apoyo.

Estas técnicas ayudan a crear un entorno de comunicación abierto y facilitan el intercambio de información entre el farmacéutico y el paciente.

MATERIAL EDUCATIVO Y RECURSOS DISPONIBLES

El material educativo es una herramienta invaluable para complementar la educación verbal y visual proporcionada por el farmacéutico. Algunos recursos disponibles incluyen:

- Folletos y Hojas Informativas: Material impreso que proporciona información sobre enfermedades, medicamentos y medidas de autocuidado.
- Videos Educativos: Recursos multimedia que pueden mostrar técnicas de administración de medicamentos, explicar conceptos médicos complejos y ofrecer testimonios de pacientes.
- Sitios Web y Aplicaciones Móviles: Plataformas en línea que ofrecen información actualizada sobre salud, acceso a herramientas de seguimiento de medicamentos y recordatorios de dosificación.

- Grupos de Apoyo y Seminarios Educativos: Oportunidades para que los pacientes se reúnan con otros que comparten sus experiencias y aprendan sobre temas de salud específicos.

Al proporcionar material educativo relevante y de fácil acceso, los farmacéuticos pueden reforzar y ampliar la información transmitida durante las consultas individuales con los pacientes.

EJEMPLOS PRÁCTICOS

- Consulta sobre Medicamentos con Uso de Folletos Educativos:
- Durante una consulta sobre un nuevo medicamento, el farmacéutico utiliza un folleto educativo que describe el propósito del medicamento, cómo tomarlo correctamente, posibles efectos secundarios y precauciones a tener en cuenta. Después de explicar la información, el farmacéutico invita al paciente a llevarse el folleto a casa para referencia futura.
- Utilización de Aplicación Móvil para Seguimiento de Medicamentos:
- Un paciente con múltiples medicamentos recibe orientación sobre el uso de una aplicación móvil que le permite rastrear sus medicamentos, establecer recordatorios de dosificación y registrar efectos secundarios. El farmacéutico ayuda al paciente a descargar y configurar la aplicación en su dispositivo móvil, y ofrece instrucciones sobre cómo utilizar sus características.
- Organización de un Seminario Educativo sobre Control de la Diabetes:
- Una farmacia comunitaria organiza un seminario educativo gratuito sobre el control de la dia-

betes, dirigido a pacientes con la enfermedad y sus familiares. El evento incluye presentaciones de expertos en diabetes, sesiones interactivas sobre dieta y ejercicio, y oportunidades para que los participantes hagan preguntas y compartan sus experiencias. Los materiales educativos, como folletos y recursos en línea, se distribuyen a los asistentes para su referencia.

CAPÍTULO 5: CASOS PRÁCTICOS EN ATENCIÓN FARMACÉUTICA

CASO 1: PACIENTE CON POLIFARMACIA

Descripción del Caso

El Sr. Rodríguez, de 75 años, presenta en la farmacia con una larga lista de medicamentos recetados. Su historial médico revela una historia de múltiples condiciones crónicas, incluyendo hipertensión arterial, diabetes tipo 2, hiperlipidemia, osteoartritis y depresión. La lista de medicamentos incluye antihipertensivos, hipoglucemiantes orales, estatinas, analgésicos y antidepresivos, entre otros. El paciente se queja de fatiga, confusión ocasional y dificultad para recordar la dosificación adecuada de sus medicamentos.

Evaluación, Intervención y Resultados

Evaluación:

- El farmacéutico revisa detenidamente el historial médico y la lista de medicamentos del Sr. Rodríguez. Identifica el riesgo de polifarmacia, que puede contribuir a la fatiga, la confusión y los problemas de adherencia.
- Realiza una revisión exhaustiva de la farmacoterapia del paciente, identificando posibles duplicaciones de medicamentos, interacciones farmacológicas y medicamentos inapropiados para su edad.
- Intervención:

- El farmacéutico se reúne con el Sr. Rodríguez para revisar sus medicamentos y discutir sus preocupaciones. Explica los riesgos asociados con la polifarmacia y los posibles efectos adversos de tomar múltiples medicamentos.
- Trabaja en colaboración con el médico del paciente para realizar una revisión completa de la farmacoterapia. Se identifican y eliminan medicamentos innecesarios, se ajustan las dosis de acuerdo con las necesidades del paciente y se consideran alternativas terapéuticas cuando sea apropiado.
- Se implementan estrategias de simplificación del régimen de medicación, como el uso de combinaciones de medicamentos cuando sea posible y la consolidación de horarios de dosificación.

Resultados:

- Después de la intervención del farmacéutico, el Sr. Rodríguez experimenta una mejora significativa en su bienestar. Reporta una mayor energía, una mejor claridad mental y una reducción en la confusión.
- La revisión de la farmacoterapia resulta en una reducción del número de medicamentos que toma el paciente, lo que simplifica su régimen de medicación y mejora la adherencia.
- El seguimiento continuo por parte del farmacéutico asegura que el Sr. Rodríguez reciba una atención farmacéutica integral y personalizada, adaptada a sus necesidades individuales y condiciones médicas.

Ejemplo Práctico

- Seguimiento Personalizado:

- El farmacéutico establece un plan de seguimiento personalizado para el Sr. Rodríguez, que incluye visitas regulares a la farmacia para revisar su progreso y ajustar su régimen de medicación según sea necesario.
- Implementa medidas adicionales de monitoreo, como la medición regular de la presión arterial y la glucosa en sangre, para evaluar la efectividad del tratamiento y detectar posibles problemas de salud.
- Proporciona educación continua al paciente sobre la importancia de la adherencia al tratamiento, la dieta saludable y el ejercicio físico para el manejo óptimo de sus condiciones médicas.

Este caso ilustra el papel crucial que desempeñan los farmacéuticos en la identificación y gestión de la polifarmacia, así como en la optimización de la farmacoterapia para mejorar los resultados de salud del paciente.

CASO 2: PACIENTE CON ENFERMEDADES CRÓNICAS

Descripción del Caso

La Sra. Gómez, de 60 años, visita la farmacia para recoger sus medicamentos para el control de enfermedades crónicas. Tiene antecedentes de hipertensión arterial, diabetes tipo 2 y osteoartritis. Su lista de medicamentos incluye antihipertensivos, hipoglucemiantes orales, analgésicos para el dolor articular y suplementos vitamínicos. La paciente se queja de fatiga persistente, dolor articular y dificultad para controlar su glucosa en sangre.

Evaluación, Intervención y Resultados

Evaluación:

- El farmacéutico realiza una revisión detallada del historial médico y la lista de medicamentos de la Sra. Gómez. Identifica la presencia de múltiples enfermedades crónicas y evalúa su impacto en la calidad de vida de la paciente.
- Realiza una evaluación de la adherencia del paciente al tratamiento y examina posibles barreras que puedan estar afectando su capacidad para controlar sus condiciones médicas.

Intervención:

- El farmacéutico se reúne con la Sra. Gómez para discutir sus preocupaciones y problemas de salud actuales. Proporciona educación sobre la importancia del manejo integral de las enfermedades crónicas, incluyendo el control de la presión arterial, la glucosa en sangre y el manejo del dolor articular.
- Trabaja con la paciente para desarrollar un plan de tratamiento personalizado que aborde sus necesidades específicas y objetivos de salud. Esto puede incluir ajustes en la medicación, recomendaciones de cambios en el estilo de vida y derivación a otros profesionales de la salud según sea necesario.
- Se ofrece apoyo emocional y psicológico a la Sra. Gómez para ayudarla a sobrellevar el impacto físico y emocional de sus enfermedades crónicas. Se exploran estrategias de afrontamiento y se promueve la participación en grupos de apoyo comunitarios.

Resultados:

- Después de la intervención del farmacéutico, la Sra. Gómez experimenta una mejora en su bienestar general. Informa una reducción en la fatiga, una mejoría en el control de su glucosa en sangre y una disminución en el dolor articular.

- La paciente se siente más capacitada para manejar sus enfermedades crónicas y está más comprometida con su tratamiento. Su adherencia a la medicación mejora y sigue las recomendaciones de cambios en el estilo de vida con mayor diligencia.
- El seguimiento regular con el farmacéutico garantiza una atención continua y personalizada, permitiendo ajustes en el tratamiento según sea necesario y monitoreando el progreso de la paciente a lo largo del tiempo.

Ejemplo Práctico

- Programa de Manejo Integral de Enfermedades Crónicas:
- El farmacéutico colabora con otros profesionales de la salud para desarrollar un programa de manejo integral de enfermedades crónicas en la farmacia. Este programa ofrece servicios personalizados de educación, seguimiento y apoyo para pacientes con múltiples condiciones crónicas, como la Sra. Gómez.
- La Sra. Gómez se inscribe en el programa y recibe evaluaciones regulares de su estado de salud, revisión de la medicación y educación sobre el autocuidado. Participa en sesiones de grupo donde comparte experiencias con otros pacientes y aprende estrategias para mejorar su calidad de vida.
- A través de este programa, la Sra. Gómez se beneficia de una atención coordinada y centrada en el paciente, lo que le permite manejar de manera más efectiva sus enfermedades crónicas y mejorar su bienestar general.

CASO 3: ATENCIÓN FARMACÉUTICA EN PEDIATRÍA

Descripción del Caso

La familia García visita la farmacia con su hijo de 6 años, Juanito, quien ha sido diagnosticado recientemente con asma. Juanito ha experimentado episodios recurrentes de sibilancias y dificultad para respirar, especialmente durante la noche y durante la actividad física. El médico de Juanito ha recetado un inhalador de rescate y un inhalador de mantenimiento para controlar sus síntomas.

Evaluación, Intervención y Resultados

Evaluación:

- El farmacéutico revisa la historia clínica de Juanito y la prescripción médica para comprender la naturaleza de su condición y el tratamiento recomendado.
- Evalúa el nivel de comprensión de los padres sobre el asma y su manejo, así como cualquier preocupación o pregunta que puedan tener sobre los medicamentos recetados.

Intervención:

- El farmacéutico proporciona educación a los padres de Juanito sobre el asma infantil, incluyendo los factores desencadenantes, los síntomas de exacerbación y la importancia del uso adecuado de los inhaladores.
- Demuestra cómo usar correctamente los inhaladores, asegurándose de que los padres comprendan la técnica de inhalación y la administración de dosis adecuada para su hijo.

- Discute el plan de acción en caso de exacerbaciones agudas de asma, incluyendo el uso del inhalador de rescate y cuándo buscar atención médica adicional.

Resultados:

- Después de la intervención del farmacéutico, los padres de Juanito se sienten más seguros y capacitados para manejar su asma. Entienden cómo usar los inhaladores de manera efectiva y se sienten cómodos con el plan de acción proporcionado.
- Juanito experimenta una mejora en el control de sus síntomas de asma y experimenta menos exacerbaciones. Su calidad de vida mejora y puede participar en actividades diarias sin limitaciones significativas.
- La familia se mantiene en contacto con la farmacia para consultas adicionales y seguimiento, lo que garantiza una atención continua y personalizada para Juanito.

Ejemplo Práctico

Programa de Educación en Asma Infantil:

- La farmacia desarrolla un programa de educación en asma infantil dirigido a padres y cuidadores de niños con esta condición. El programa incluye sesiones educativas regulares sobre el manejo del asma, la técnica de uso de inhaladores y la identificación de factores desencadenantes.
- La familia García se inscribe en el programa y asiste a sesiones educativas grupales y consultas individuales con el farmacéutico. Reciben materiales educativos impresos y acceso a recursos en línea para apoyar su aprendizaje.

- Como resultado del programa, la familia García se siente empoderada para manejar el asma de Juanito de manera efectiva en casa y está mejor equipada para reconocer y responder a los signos de exacerbación. Juanito experimenta una mejor calidad de vida y menos visitas al médico debido a exacerbaciones de asma no controladas.

CAPÍTULO 6: EVALUACIÓN Y MEJORA CONTINUA DE LA ATENCIÓN FARMACÉUTICA

INDICADORES DE CALIDAD

Los indicadores de calidad son herramientas fundamentales para evaluar y mejorar la atención farmacéutica, proporcionando medidas objetivas para monitorear el desempeño y la efectividad de los servicios farmacéuticos. Estos indicadores pueden abarcar diversos aspectos de la práctica farmacéutica, desde la seguridad del paciente hasta la satisfacción del cliente.

DEFINICIÓN Y TIPOS DE INDICADORES

- Definición: Los indicadores de calidad son medidas cuantificables que reflejan diferentes aspectos de la atención farmacéutica y su impacto en los resultados del paciente. Estos indicadores permiten evaluar la eficacia, seguridad, eficiencia y accesibilidad de los servicios farmacéuticos.

- Tipos de Indicadores:

1. Indicadores de Proceso: Evalúan las acciones realizadas por los profesionales de la salud durante la prestación de servicios farmacéuticos, como la

frecuencia de la revisión del perfil de medicación del paciente o la realización de intervenciones farmacéuticas.

2. Indicadores de Resultado: Reflejan los resultados obtenidos como consecuencia de la atención farmacéutica, como la mejora en el control de la presión arterial o la reducción en el número de reacciones adversas a medicamentos.

3. Indicadores de Estructura: Evalúan las características del entorno en el que se brindan los servicios farmacéuticos, como la disponibilidad de recursos humanos y tecnológicos, la accesibilidad física de la farmacia y el cumplimiento de normativas y estándares de calidad.

CÓMO MEDIR Y ANALIZAR LA CALIDAD DE LA ATENCIÓN FARMACÉUTICA

La medición y análisis de la calidad de la atención farmacéutica requiere un enfoque sistemático y multidimensional que involucre la recolección de datos, el análisis estadístico y la interpretación de resultados. Algunos pasos clave incluyen:

1. Identificación de Indicadores Relevantes: Seleccionar los indicadores de calidad más pertinentes para la práctica farmacéutica, teniendo en cuenta los objetivos del servicio y las necesidades de los pacientes.

2. Recopilación de Datos: Recolectar datos relevantes asociados con cada indicador de calidad, utilizando fuentes como registros médicos electrónicos, sistemas de gestión de la información farmacéutica y encuestas de satisfacción del paciente.

3. Análisis de Datos: Utilizar métodos estadísticos y herramientas de análisis para examinar los datos recopilados y calcular los valores de los indicadores de calidad. Esto puede implicar el uso de medidas de tendencia central, análisis de frecuencia y comparaciones entre grupos de pacientes.

4. Interpretación de Resultados: Evaluar los resultados obtenidos a partir de la medición de los indicadores de calidad, identificando áreas de mejora y oportunidades para optimizar la atención farmacéutica. Esto puede implicar la comparación de resultados con estándares de referencia o con datos históricos de la práctica.

5. Implementación de Acciones Correctivas: Desarrollar e implementar intervenciones destinadas a abordar deficiencias identificadas en la calidad de la atención farmacéutica, como programas de capacitación para el personal, revisiones de políticas y procedimientos, y mejoras en la infraestructura de la farmacia.

6. Seguimiento y Evaluación Continua: Monitorear de manera continua los indicadores de calidad y el impacto de las acciones correctivas implementadas, realizando ajustes según sea necesario para garantizar una mejora continua en la atención farmacéutica.

CONCLUSIONES

Los indicadores de calidad son herramientas valiosas para evaluar y mejorar la atención farmacéutica, proporcionando medidas objetivas para monitorear el desempeño y la efectividad de los servicios farmacéuticos. Al adoptar un enfoque sistemático y multidimensional para medir y analizar la calidad, los farmacéuticos pueden identificar áreas de mejora y promover una atención óptima para sus pacientes.

ESTRATEGIAS DE MEJORA CONTINUA

La mejora continua en la atención farmacéutica es esencial para garantizar la prestación de servicios de alta calidad y para adaptarse a las necesidades cambiantes de los pacientes y del entorno de la salud. Las siguientes estrategias y metodologías pueden ayudar a los profesionales farmacéuticos a mejorar constantemente sus prácticas y servicios:

METODOLOGÍAS PARA LA MEJORA CONTINUA

1. Ciclo de Mejora Continua (Planificar, Hacer, Verificar, Actuar - PDCA): Esta metodología, también conocida como ciclo de Deming, implica la planificación de un cambio, su implementación, la verificación de los resultados y la actuación en consecuencia. Es un enfoque iterativo que permite ajustes continuos para lograr mejoras graduales.
2. Seis Sigma: Seis Sigma es una metodología estructurada para mejorar la calidad mediante la reducción de defectos y la minimización de la variabilidad en los procesos. Se basa en la recopilación y análisis de datos para identificar áreas de mejora y tomar medidas para optimizar la eficiencia y la efectividad de los procesos farmacéuticos.
3. Lean Management: Lean Management se centra en la eliminación de desperdicios y la optimización de los procesos para aumentar la eficiencia y

mejorar la calidad. Los principios lean, como el valor para el cliente, el flujo continuo y la mejora continua, se pueden aplicar en la atención farmacéutica para eliminar actividades innecesarias y mejorar la entrega de servicios.

4. Método de Mejora de Procesos (Process Improvement Method - PIM): Esta metodología se centra en identificar y eliminar ineficiencias en los procesos, utilizando herramientas como diagramas de flujo, análisis de causa raíz y análisis de valor. El objetivo es simplificar los procesos y aumentar la productividad sin comprometer la calidad.

CASOS DE ÉXITO Y BUENAS PRÁCTICAS

- Implementación de Servicios Clínicos en Farmacias Comunitarias: Algunas farmacias comunitarias han tenido éxito al expandir sus servicios más allá de la dispensación de medicamentos para incluir servicios clínicos como pruebas de detección de enfermedades, revisiones de medicamentos y servicios de vacunación. Estos servicios adicionales no solo mejoran la atención al paciente, sino que también aumentan la rentabilidad y diferencian a la farmacia de la competencia.
- Uso de Tecnología para Mejorar la Adherencia del Paciente: La implementación de tecnologías como aplicaciones móviles y recordatorios automáticos de dosis ha demostrado ser efectiva para mejorar la adherencia del paciente a los medicamentos. Estas herramientas ayudan a los pacientes a recordar tomar sus medicamentos a tiempo, así como a propor-

cionarles información útil sobre su tratamiento y recordatorios para programar recargas.

- Programas de Educación y Sensibilización en Salud: Las farmacias que ofrecen programas educativos y actividades de sensibilización sobre temas de salud, como prevención de enfermedades, manejo de enfermedades crónicas y promoción de la salud, han demostrado tener un impacto positivo en la comunidad. Estas iniciativas no solo mejoran la salud y el bienestar de los pacientes, sino que también fortalecen la relación entre la farmacia y la comunidad.

CONCLUSIONES

La mejora continua en la atención farmacéutica es fundamental para proporcionar servicios de alta calidad y satisfacer las necesidades cambiantes de los pacientes y del sistema de salud. Al adoptar metodologías de mejora continua y compartir buenas prácticas, los profesionales farmacéuticos pueden optimizar sus procesos y servicios para lograr resultados óptimos para los pacientes y la comunidad en general.

CAPÍTULO 7: RETOS Y FUTURO DE LA ATENCIÓN FARMACÉUTICA

DESAFÍOS ACTUALES

La implementación efectiva de servicios de atención farmacéutica se enfrenta a una serie de desafíos que pueden obstaculizar su éxito. Identificar y abordar estos desafíos es crucial para avanzar en la prestación de servicios farmacéuticos de alta calidad y centrados en el paciente.

BARRERAS EN LA IMPLEMENTACIÓN DE SERVICIOS DE ATENCIÓN FARMACÉUTICA

1. Falta de Reconocimiento y Colaboración Interprofesional: La falta de reconocimiento de los servicios farmacéuticos por parte de otros profesionales de la salud puede dificultar la integración y colaboración interprofesional en el equipo de atención al paciente.
2. Limitaciones de Recursos y Financieras: La falta de recursos humanos, financieros y tecnológicos puede dificultar la implementación y sostenibilidad de servicios farmacéuticos, especialmente en entornos con recursos limitados.
3. Resistencia al Cambio: La resistencia al cambio por parte de los profesionales de la salud y los

pacientes puede dificultar la adopción de nuevos modelos de atención farmacéutica y la implementación de prácticas innovadoras.

4. Barreras Legales y Regulatorias: Las barreras legales y regulatorias, como la falta de reconocimiento legal de los servicios farmacéuticos y restricciones en la práctica profesional, pueden limitar la expansión y alcance de la atención farmacéutica.

PROBLEMAS COMUNES Y SOLUCIONES POSIBLES

1. Falta de Conciencia y Educación: Muchos pacientes y profesionales de la salud pueden no estar completamente informados sobre los beneficios y el alcance de los servicios farmacéuticos. Se puede abordar mediante campañas de concienciación pública y educación continua para profesionales de la salud.

2. Dificultades de Acceso: La falta de acceso a servicios farmacéuticos, especialmente en áreas rurales y desatendidas, puede limitar la disponibilidad de atención farmacéutica. Se pueden explorar soluciones como la telefarmacia y la expansión de servicios en farmacias comunitarias.

3. Problemas de Reembolso: La falta de reembolso por parte de los sistemas de salud puede desincentivar la prestación de servicios farmacéuticos. Se puede abordar mediante la promoción de políticas de reembolso adecuadas y la demostración del valor añadido de los servicios farmacéuticos en la mejora de resultados de salud.

4. Barreras de Idioma y Culturales: La diversidad cultural y lingüística puede dificultar la comuni-

cación efectiva y la comprensión entre el farmacéutico y el paciente. Se pueden implementar servicios de interpretación y materiales educativos culturalmente apropiados para abordar estas barreras.

CONCLUSIONES

Los desafíos en la implementación de servicios de atención farmacéutica pueden ser superados mediante la identificación proactiva de barreras y la implementación de soluciones efectivas. Al abordar estos desafíos de manera colaborativa y centrada en el paciente, los profesionales farmacéuticos pueden avanzar hacia un futuro donde la atención farmacéutica sea accesible, integral y de alta calidad para todos los pacientes.

TENDENCIAS FUTURAS

El futuro de la atención farmacéutica está marcado por una serie de tendencias y desarrollos innovadores que están transformando la práctica farmacéutica y redefiniendo el papel del farmacéutico en el sistema de atención sanitaria.

INNOVACIONES EN LA PRÁCTICA FARMACÉUTICA

1. Farmacia Digital y Telefarmacia: La digitalización de la práctica farmacéutica, incluyendo servicios en línea y telefarmacia, está ganando terreno.

Esto permite a los pacientes acceder a servicios farmacéuticos desde la comodidad de sus hogares, facilitando la entrega de medicamentos y la consulta con profesionales farmacéuticos a través de plataformas virtuales.

2. Tecnologías de Inteligencia Artificial y Big Data: La aplicación de tecnologías como la inteligencia artificial y el análisis de big data está revolucionando la forma en que se gestionan los datos de salud y se toman decisiones clínicas. Los sistemas de apoyo a la decisión clínica basados en inteligencia artificial pueden ayudar a los farmacéuticos a identificar interacciones medicamentosas, predecir riesgos de enfermedades y personalizar tratamientos.

3. Medicina Personalizada y Terapias Avanzadas: La medicina personalizada, que adapta el tratamiento a las características individuales de cada paciente, está ganando importancia. Los avances en terapias avanzadas, como la terapia génica y la terapia celular, están abriendo nuevas posibilidades para el tratamiento de enfermedades complejas y poco comunes.

EL PAPEL DEL FARMACÉUTICO EN EL FUTURO DE LA ATENCIÓN SANITARIA

1. Profesionales de la Salud Integral: Los farmacéuticos están evolucionando hacia roles más amplios y multifacéticos en el equipo de atención sanitaria, desempeñando funciones que van más allá de la dispensación de medicamentos. Se espera que jueguen un papel clave en la gestión de la salud de los pacientes, proporcionando servicios clínicos, educación

sobre el uso adecuado de medicamentos y apoyo en la toma de decisiones terapéuticas.

2. Agentes de Promoción de la Salud y Prevención de Enfermedades: Los farmacéuticos están asumiendo un papel más activo en la promoción de la salud y la prevención de enfermedades, ofreciendo servicios de detección temprana, vacunación, consejo sobre estilos de vida saludables y programas de gestión de enfermedades crónicas.

3. Colaboradores en la Atención Integrada: Los farmacéuticos están colaborando cada vez más con otros profesionales de la salud en modelos de atención integrada, trabajando en equipos interdisciplinarios para proporcionar una atención coordinada y centrada en el paciente. Esto incluye la participación en reuniones de equipo, la comunicación efectiva con otros profesionales de la salud y la colaboración en la toma de decisiones clínicas.

CONCLUSIONES

El futuro de la atención farmacéutica está marcado por la adopción de tecnologías innovadoras, la evolución de roles profesionales y una mayor colaboración interprofesional en el equipo de atención sanitaria. Los farmacéuticos están en una posición única para liderar estos cambios y desempeñar un papel vital en la mejora de los resultados de salud de los pacientes y la transformación del sistema de atención sanitaria hacia un enfoque más centrado en el paciente y basado en el valor.

LLAMADO A LA ACCIÓN

Fomentar la Implementación de Servicios de Atención Farmacéutica

Es imperativo que las autoridades sanitarias, los líderes de la industria farmacéutica y los profesionales del sector impulsen la implementación de servicios de atención farmacéutica en todos los niveles de atención. Esto puede lograrse mediante:

- Políticas de Salud Pública: Desarrollar y promulgar políticas que reconozcan y respalden los servicios de atención farmacéutica como parte integral de la atención sanitaria, proporcionando recursos y apoyo financiero para su implementación.
- Educación y Capacitación: Ofrecer programas de educación y capacitación continua para farmacéuticos y otros profesionales de la salud, enfocados en la adquisición de habilidades clínicas y la promoción de mejores prácticas en la prestación de servicios farmacéuticos.
- Incentivos Financieros: Establecer incentivos financieros y sistemas de reembolso que reconozcan el valor de los servicios de atención farmacéutica en la mejora de resultados de salud y la reducción de costos asociados con la atención médica.

Promover la Colaboración entre Profesionales de la Salud

La colaboración interprofesional es fundamental para garantizar una atención integral y coordinada para los pacientes. Para promover esta colaboración:

- Integración en Equipos de Atención: Fomentar la integración de farmacéuticos en equipos de atención multidisciplinarios, incluyendo médicos, enfermeras y otros profesionales de la salud, para facilitar la comunicación y la colaboración en la toma de decisiones clínicas.

- Comunicación Interprofesional: Establecer canales de comunicación efectivos entre los diferentes profesionales de la salud, facilitando el intercambio de información relevante sobre el cuidado del paciente y promoviendo la coordinación de servicios.
- Educación Colaborativa: Promover programas educativos que fomenten la comprensión y apreciación de los roles y responsabilidades de cada profesional de la salud, facilitando la colaboración y el trabajo en equipo en beneficio de los pacientes.

Conclusiones

El fomento de la implementación de servicios de atención farmacéutica y la promoción de la colaboración entre profesionales de la salud son pasos cruciales para mejorar la calidad y eficacia de la atención sanitaria. Al trabajar juntos en pos de estos objetivos, podemos avanzar hacia un sistema de atención sanitaria más integrado, centrado en el paciente y basado en la colaboración interprofesional.

RESUMEN DE PUNTOS CLAVE

La atención farmacéutica es un componente esencial del sistema de atención sanitaria, que se centra en optimizar el uso de medicamentos para mejorar los resultados de salud de los pacientes. Algunos puntos clave a tener en cuenta son:

- Importancia de la Atención Farmacéutica: La atención farmacéutica va más allá de la simple dispensación de medicamentos, involucrando la prestación de servicios clínicos, educación al paciente y seguimiento personalizado para garantizar un uso seguro y efectivo de los medicamentos.
- Beneficios para el Paciente: La atención farmacéutica mejora la calidad de vida de los pacientes al garantizar un manejo adecuado de sus medicamentos, reducir el riesgo de efectos adversos y optimizar los resultados terapéuticos. Además, promueve la participación activa del paciente en su propio cuidado de la salud.
- Beneficios para el Sistema de Salud: La atención farmacéutica contribuye a la sostenibilidad y eficiencia del sistema de salud al reducir la carga de enfermedades, disminuir los costos asociados con hospitalizaciones y complicaciones médicas, y mejorar la utilización de recursos sanitarios.

En resumen, la atención farmacéutica desempeña un papel crucial en la mejora de la calidad y seguridad de la atención sanitaria, brindando beneficios tangibles tanto para los pacientes como para el sistema de salud en su conjunto. Al continuar desarrollando y fortaleciendo los servicios farmacéuticos, podemos avanzar hacia un sistema de atención sanitaria más integrado, centrado en el paciente y basado en el valor.

LLAMADO A LA ACCIÓN

Fomentar la Implementación de Servicios de Atención Farmacéutica

Es imperativo que las autoridades sanitarias, los líderes de la industria farmacéutica y los profesionales del sector impulsen la implementación de servicios de atención farmacéutica en todos los niveles de atención. Esto puede lograrse mediante:

- Políticas de Salud Pública: Desarrollar y promulgar políticas que reconozcan y respalden los servicios de atención farmacéutica como parte integral de la atención sanitaria, proporcionando recursos y apoyo financiero para su implementación.
- Educación y Capacitación: Ofrecer programas de educación y capacitación continua para farmacéuticos y otros profesionales de la salud, enfocados en la adquisición de habilidades clínicas y la promoción de mejores prácticas en la prestación de servicios farmacéuticos.
- Incentivos Financieros: Establecer incentivos financieros y sistemas de reembolso que reconozcan el valor de los servicios de atención farmacéutica en la mejora de resultados de salud y la reducción de costos asociados con la atención médica.

Promover la Colaboración entre Profesionales de la Salud

La colaboración interprofesional es fundamental para garantizar una atención integral y coordinada para los pacientes. Para promover esta colaboración:

- Integración en Equipos de Atención: Fomentar la integración de farmacéuticos en equipos de atención multidisciplinarios, incluyendo médicos, enfermeras y otros profesionales de la salud, para facilitar la comunicación y la colaboración en la toma de decisiones clínicas.

- Comunicación Interprofesional: Establecer canales de comunicación efectivos entre los diferentes profesionales de la salud, facilitando el intercambio de información relevante sobre el cuidado del paciente y promoviendo la coordinación de servicios.
- Educación Colaborativa: Promover programas educativos que fomenten la comprensión y apreciación de los roles y responsabilidades de cada profesional de la salud, facilitando la colaboración y el trabajo en equipo en beneficio de los pacientes.

Conclusiones

El fomento de la implementación de servicios de atención farmacéutica y la promoción de la colaboración entre profesionales de la salud son pasos cruciales para mejorar la calidad y eficacia de la atención sanitaria. Al trabajar juntos en pos de estos objetivos, podemos avanzar hacia un sistema de atención sanitaria más integrado, centrado en el paciente y basado en la colaboración interprofesional.

GLOSARIO DE TÉRMINOS

- **Atención Farmacéutica:** Proceso de prestación de cuidados centrado en el paciente que optimiza el uso de medicamentos, promoviendo resultados terapéuticos positivos para lograr una mejora en la calidad de vida del paciente.
- **Perfil Farmacoterapéutico:** Registro estructurado y sistemático de la medicación utilizada por un paciente, incluyendo información sobre medicamentos prescritos, de venta libre y complementarios, así como cualquier otro producto relacionado con la salud.
- **Polifarmacia:** Uso simultáneo de múltiples medicamentos por parte de un paciente, lo que puede aumentar el riesgo de interacciones medicamentosas, efectos adversos y problemas de cumplimiento.
- **Telefarmacia:** Provisión de servicios farmacéuticos a distancia, utilizando tecnologías de la información y la comunicación para la entrega de medicamentos, asesoramiento farmacéutico y seguimiento del paciente.
- **Intervención Farmacéutica:** Acción realizada por un farmacéutico para optimizar el uso de medicamentos, como ajustes en la dosis, cambios en la terapia o educación al paciente sobre el uso adecuado de los medicamentos.

BIBLIOGRAFÍA

En el desarrollo de este libro sobre atención farmacéutica, se han utilizado diversas fuentes y referencias para respaldar la información presentada. A continuación, se proporciona una lista bibliográfica con algunas de las fuentes consultadas:

1. Hepler, C. D., & Strand, L. M. (1990). Opportunities and responsibilities in pharmaceutical care. American Journal of Hospital Pharmacy, 47(3), 533-543.
2. American Pharmacists Association. (2012). Medication therapy management in pharmacy practice: core elements of an MTM service model (Version 2.0). Journal of the American Pharmacists Association, 52(6), e117-e118.
3. American College of Clinical Pharmacy. (2019). The definition of clinical pharmacy. Pharmacotherapy: The Journal of Human Pharmacology and Drug Therapy, 39(11), 1061-1062.
4. World Health Organization. (2018). Medication Safety in Polypharmacy: Technical Report. Geneva: World Health Organization.
5. International Pharmaceutical Federation (FIP). (2019). FIP Statement of Policy: Good Pharmacy Education Practice. The Hague: FIP.
6. Freeman, C., Cottrell, W. N., Kyle, G., Williams, I., & Nissen, L. (2019). Pharmacist-led interventions and their impact on medication adherence and blood pressure control: a systematic review and

meta-analysis. Journal of Hypertension, 37(3), 479-492.

7. Eichenauer, J., Epp, S., & Lööv, S. (2019). Digital health in the pharmaceutical industry. McKinsey & Company.

8. Sackett, D. L., Rosenberg, W. M., Gray, J. A., Haynes, R. B., & Richardson, W. S. (1996). Evidence based medicine: what it is and what it isn't. BMJ, 312(7023), 71-72.

9. American Society of Health-System Pharmacists. (2016). ASHP statement on telepharmacy. American Journal of Health-System Pharmacy, 73(23), 1998-1999.

10. Pharmaceutical Society of Australia. (2017). National Competency Standards Framework for Pharmacists in Australia. Canberra: Pharmaceutical Society of Australia.

Estas fuentes han sido consultadas para respaldar los conceptos, prácticas y tendencias discutidas a lo largo del libro. Se recomienda a los lectores que busquen estas referencias para obtener información más detallada sobre los temas tratados.

ÍNDICE